AF152207

Steigerung der Impfakzeptanz mit Social Media

Entwicklung eines Gesundheitsförderprogramms durch die Verwendung des Intervention-Mapping-Ansatzes

Linda Bödefeld

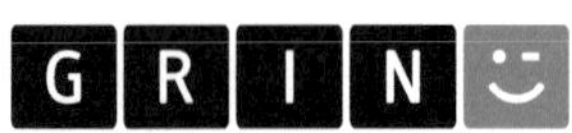

Bibliografische Information der Deutschen Nationalbibliothek:

Die Deutsche Nationalbibliothek verzeichnet diese Publikation in der Deutschen Nationalbibliografie; detaillierte bibliografische Daten sind im Internet über http://dnb.d-nb.de abrufbar.

ISBN: 9783346508171
Dieses Buch ist auch als E-Book erhältlich.

Nymphenburger Straße 86
80636 München

Druck und Bindung: Books on Demand GmbH, Norderstedt Germany
Gedruckt auf säurefreiem Papier aus verantwortungsvollen Quellen

Das Buch bei GRIN: https://www.grin.com/document/1134864

FOM Hochschule für Oekonomie & Management

Standort Köln

Hausarbeit

Fachbereich Gesundheit und Soziales

Studiengang: Verhaltens- und Verhältnisprävention

Bachelor of Arts

Entwicklung eines Setting spezifischen Gesundheitsförderprogramms durch die Verwendung des Intervention- Mapping-Ansatzes: Steigerung der Impfakzeptanz mit Social Media

Fach: Verhaltens- & Verhältnisprävention

Autorin: Linda Bödefeld

Abgabedatum: 20.02.2020

Inhaltsverzeichnis

Abkürzungsverzeichnis

Weltgesundheitsorganisation = WHO

Bundeszentrale für gesundheitliche Aufklärung = BZgA

1 Einleitung

1.1 Hintergrund

Überschriften wie: „Impfungen- ein tödliches Versäumnis“[1], „Die Impflicht bei Masern ist sinnvoll“[2] oder „Braucht Deutschland eine Impflicht?“[3] kennzeichnen bereits seit 2018 die Titelseiten vieler Tageszeitungen in Deutschland. Nachdem die Weltgesundheitsorganisation (WHO) 2016 die niedrigsten Fallzahlen (5273 Fälle) verzeichnete, verachtfachten sich die Zahlen im ersten Halbjahr 2018 auf 41.00 Masern infizierte in Europa.[4] Die Zahl stieg bis Ende des Jahres 82.596.[5] Aufgrund der dramatischen Zahlen, tritt ab dem 1. März 2020 in Deutschland die Masernimpflicht in Kraft. [6] Die Impfung gilt als Voraussetzung für die Eliminierung der Masernerkrankung. Doch bis heute gibt es keinen Einzelimpfstoff, dieser ist auch nicht in Sicht.[7] Denn die pharmazeutischen Unternehmen wehren sich gegen die Produktion

---

[1] *Vgl. https://www.zeit.de/2019/18/impfungen-masern-ansteckende-krankheiten-lebensgefahr-impfpflicht, Zugriff am 09.10.2019*

[2] *Vgl. https://www.sueddeutsche.de/gesundheit/masern-impfpflicht-impfung-1.4382062, Zugriff am 09.10.2019*

[3] *Vgl. https://www.tagesschau.de/faktenfinder/inland/impfgegner-103.html, Zugriff am 09.10.2019*

[4] *Vgl. http://www.euro.who.int/de/media-centre/sections/press-releases/2018/measles-cases-hit-record-high-in-the-european-region, Zugriff am 09.10.2019*

[5] *Vgl. https://www.aerzteblatt.de/nachrichten/100991/Masernerkrankungen-haben-sich-2018-in-Europa-verdreifacht, Zugriff am 09.10.2019*

[6] *Vgl. https://www.deutsche-apotheker-zeitung.de/news/artikel/2019/08/19/masern-die-impfpflicht-kommt-aber-kein-einzelimpfstoff-in-sicht, Zugriff am 09.10.2019*

[7] *Vgl. https://www.deutsche-apotheker-zeitung.de/news/artikel/2019/08/19/masern-die-impfpflicht-kommt-aber-kein-einzelimpfstoff-in-sicht, Zugriff am 09.10.2019*

eines Masern- Einzelimpfstoffes.[8] Aber wie lässt sich eine Masernimpflicht durchziehen, wenn es nur eine Kombinationsimpfung gibt?[9] Oder wie können zögernde Eltern vom Sinn dieser Präventionsmaßnahmen überzeugt werden und somit die Impfakzeptanz bei Masern wie auch die generelle Impfakzeptanz gesteigert werden?[10] Die Social-Media-Plattform Instagram verzeichnet in Deutschland 15 Millionen Nutzer.[11] Eine Vielzahl der Nutzer verfolgt tagtäglich die Storys und Posts von den ca. 2.000 Mama-Bloggern.[12] Unternehmen nutzen gerne die Profile der Mütter um für ihre Produkte zu werben. Die sogenannten Mama-Blogger sollten ihren Einfluss für die Aufklärung über Impfungen nutzen. Denn die Gesundheitskommunikation über das Internet gewinnt zunehmend an Bedeutung.[13] Viele Ärzte wünschten Sie hätten den Draht zu ihren Patienten wie die Influencer ihnen zu ihren Followern haben.[14]
Die Bereitstellung von sogenannten Social Media- Apps wie Instagram stellt eine neue Stufe der Interaktion dar und somit eine größere Teilhabe der Zielgruppe in der Themenauswahl, sowie eine kurze Reaktionszeit. Letztlich sollen diese neuen

[8] *Vgl. https://www.deutsche-apotheker-zeitung.de/news/artikel/2019/08/19/masern-die-impfpflicht-kommt-aber-kein-einzelimpfstoff-in-sicht, Zugriff am 09.10.2019*

[9] *Vgl. https://www.rki.de/SharedDocs/FAQ/Impfen/MMR/FAQ-Liste_Masern_Impfen.html, Zugriff am 09.10.2019*

[10] *Vgl. https://www.aerztezeitung.de/medizin/krankheiten/infektionskrankheiten/impfen/article/954662/informationen-eltern-bessere-impfakzeptanz-social-media.html, Zugriff am 10.10.2019*

[11] *Vgl. https://www.futurebiz.de/artikel/instagram-statistiken-nutzerzahlen/#.XZ9ScS1XaqQ, Zugriff am 10.10.2019*

[12] *Vgl. https://www.spiegel.de/karriere/wie-eltern-sich-mit-instagram-und-blogs-jobs-schaffen-a-1171666.html, Zugriff am 10.10.2019*

[13] *Vgl. https://www.bzga.de/infomaterialien/fachpublikationen/band-48-social-media-in-der-gesundheitlichen-aufklaerung/, Zugriff am 15.01.2020*

[14] *Vgl. https://www.healthrelations.de/influencer-marketing-in-kliniken/, Zugriff am 15.01.2020*

Interaktionsmöglichkeiten dazu beitragen, die Kommunikation mit den Zielgruppen zu fördern und somit größere Reichweiten und höhere Akzeptanz der Impfungen zu erreichen.

1.2 Bedarfsanalyse

Für die Analyse von Impfaufklärungen und dessen Umgang im Social- Media Bereich, sowie zur Bestimmung von Verhältnis- und Verhaltensursachen in der Zielgruppe der frischgebackenen Eltern, im Besonderen Mütter, erweist sich das PRECEDE- Modell als operabel. Die Durchführung dieser Bedürfnisanalyse obliegt einer Planungsgruppe, die aus Mitarbeiter*innen der Bundeszentrale für gesundheitlichen Aufklärung (BZgA), Kinderärzt*innen und Mama- Bloggern deren Kinder im impffähigen Alter sind, zusammengesetzt ist.

Finanziert wird die Intervention durch das Gesundheitsministerium, das Robert Koch Institut, dem Forschungszentrum Jülich, sowie durch monetäre Fördermaßnahmen der Landesregierung Nordrhein- Westfalen. Zur kontinuierlichen Sicherung der finanziellen Lage, orientiert sich die Planungsgruppe an der Vorgabe der Techniker Krankenkasse. Ins besonders sind Kostenpunkte wie Öffentlichkeitsarbeit durch die Mama- Blogger, Dienstreisen, Büromaterial und die Durchführung einzelner Maßnahmen zu berücksichtigen.

Zur Analyse der Ausgangssituation hinsichtlich des Impfverhaltens neuer Eltern und deren Wissen über die Relevanz von Impfungen, müssen geeignete Instrumente zur Aufklärung erfasst und selegiert werden. Anhand der Literaturrecherche, die die Anwendung der einzelnen Instrumente erfasst, entscheidet sich die Planungsgruppe für eine Fokusgruppenbefragung der Eltern impfpflichtiger Kinder und Eltern deren Kinder bereits in den 90-Jahren geboren wurden und somit geimpft sein sollten. Besonders die Fokusgruppenbefragung zeichnet sich durch eine effiziente Durchführung aus, da diese auf neue Erkenntnisse, Probleme und Defizite in einer Organisation hinweist. Zudem werden Mind-Mapping-Verfahren, so genannte Core Processes innerhalb der Planungsgruppe angewendet.

Nachfolgend sind die Ergebnisse der Bedarfserhebung, die epidemiologischen Daten und die daraus resultierenden Implikationen für die Programmziele dargestellt.

Zunächst werden die Bedürfnisse der Zielpersonen der Intervention, hier der Eltern von Babys und Kindern im Grundschulalter ermittelt. Durch die Vernachlässigung der Auffrischungsimpfung und dem daraus resultierenden fehlendem Herdenschutz begründet sich in den letzten zwei Jahren, der exorbitante Anstieg der Masernerkrankungen weltweit. Erklären lassen sich die steigenden Zahlen, durchzunehmende Immigration und die Reisebereitschaft vieler Europäer sowohl in exotische Länder als auch in osteuropäische Länder die ehemals als Masernfrei galten.[15] Viele Bürger sind über die Notwendigkeit der zweiten Impfung aber gar nicht informier und denken, sie seien durch die einmalige Masernimpfung umfassend geschützt.[16]

Die Intervention soll eine Kooperation zwischen Bundeszentrale für gesundheitliche Aufklärung (BZgA), Kinderärzten und Mama- Bloggern schaffen. Die Blogger sollen ihre Zuschauer in den Postings und Storys auf die Relevanz der Impfungen bzw. der Masernerkrankung sensibilisieren.

1.3 Ziele identifizieren

Basierend auf der Bedürfnisanalyse, erfolgt im nächsten Schritt die Spezifikation zentraler Programmergebnisse. Konkrete Veränderungen, die sich durch die Intervention ergeben soll, werden konkretisiert und festgelegt. Programmziele sowie Verhaltensweisen werden mithilfe von Matrizen vorstrukturiert und ausgearbeitet.

1.4 Ziele setzen

Zur Erfüllung der Ziele sind in den folgenden Abbildungen die nötigen Determinanten und Änderungsziele in Matrizenform dargestellt. Tabelle 1 zeigt die Matrix bezüglich des Outcomes gegenüber dem Verhalten, an das bei

---

[15] *Vgl. https://www.zeit.de/wissen/gesundheit/2019-08/who-masern-faelle-europa-anstieg-impfpflicht, Zugriff am 10.11.2019*

[16] *Vgl. https://www.dw.com/de/so-wichtig-ist-die-zweite-masernimpfung/a-48099615, Zugriff am 15.01.2020*

den Müttern angeknüpft werden soll. Den eine Aufforderung zur Impfung alleine wird nicht zur gewünschten Handlung führen, solange die bisherigen Impfprogramme nicht berücksichtigen, ob die Menschen einen Nutzen von der Impfung erwarten.[17] Über Social Media, kann ein auf den Nutzer ausgerichteter Ansatz angewandt werden, die Zielgruppe fühlt sich besser verstanden und kann angemessener handeln. Gründe, warum Menschen sich und ihre Kinder nicht impfen lassen, reichen von Gleichgültigkeit, Bequemlichkeit bis zu fehlendem Vertrauen in die Impfstoffe und den Kinderärzten*innen.[18]

Tab. 1. Outcome des Verhaltens

Handlungsziele	**Selbstwirksamkeit**	**Soziale Unterstützung**	**Konsequenz-erwartung**	**Wissen**
Erkennen der Ängste bzgl. Impfungen	Zuversicht im Umgang mit Impfungen		Erwartung eines positiven Outcomes durch Identifikation der Ängste	Wissen um Impfungen erwerben
Vermeidung von Falschinformationen	Fähig wissenschaftlich korrekte Daten zu vermitteln	Unterstützung von Experten	Erwartung, dass die Auseinandersetzung mit Impfungen und deren Wirkung zunimmt	Reflexion des bisherigen Wissens der Personen und Wissenserwerb

[17] *Vgl. http://www.euro.who.int/de/health-topics/disease-prevention/vaccines-and-immunization/news/news/2012/06/tailoring-immunization-to-the-needs-of-susceptible-populations, Zugriff am 14.02.2020*

[18] *Vgl. http://www.euro.who.int/de/health-topics/disease-prevention/vaccines-and-immunization/news/news/2012/06/tailoring-immunization-to-the-needs-of-susceptible-populations, Zugriff am 14.02.2020*

Auseinandersetzung mit dem Thema Impfungen nimmt zu wodurch die Bereitschaft zum Impfen steigt	Bewusste Entscheidung zu impfen	Unterstützung von Experten, Aufklärung des eigenen Kinderarztes	Steigende Impfquote	Gefühl der guten Aufklärung
Verstehen von Nutzen einer Impfung		Social Media und Experten	Identifizieren mit anderen Mamas und die Durchführung der Impfung	Verstehen dass die Impfungen jeden Menschen etwas angehen

Die Matrix und die darin beschriebenen Programmziele sind in kompakter Form dargestellt.

Mit der Festlegung der Änderungsziele ergeben sich nun die dafür notwendigen Methoden und praktischen Strategien.

1.5 Interventionsentwicklung

Die Planungsgruppe entscheidet sich für ein Gesundheitsförderungsprogramm, in dem die Mama-Blogger vorab durch Kinderärzte*innen und die Bundeszentrale für gesundheitliche Aufklärung über das Themenfeld der Impfungen und deren Erkrankungen gegen die geimpft wird aufgeklärt und geschult wird. Ergänzend dazu wird auf der Videoplattform YouTube ein Film der BZgA veröffentlicht, auf den die Mama-Blogger verweisen können. Dieses YouTube Video enthält modellhafte Erfahrungsberichte von Eltern deren Kinder eine Masernerkrankung durchgemacht haben und schwerer Schäden wie die subakute sklerosierende Panenzephalitis, eine ausgeprägte Verlaufsform der Hirnhautentzündung, erlebt haben. Zudem sprechen in diesem Video Ärzte zu den Zuschauern, die sich im Social- Media- Bereich eine einflussreiche Greifweite erarbeitet haben, wie z.B. Dr. Konstantin Wagner vom Kanal richtigschwanger.de und fungieren als Experte zu den Fragen rund um das Thema Impfungen.[19] Komplementiert wird die Gesamtplanung des Programms durch die Bereitstellung der STIKO- App, mit integriertem Impfkalender, unzähligen Informationen zu Impfungen und Wirkstoffen, sowie der Erinnerungsfunktion an die Fälligkeit der nächsten Impfung. Die bisherigen Impfungen können in den Impfkalender eingetragen werden und die App erinnert automatisch per Push-up Nachricht, wenn ein neuer Termin zur Auffrischungsimpfung vereinbart werden muss.

Die vorab geschulten Mama- Blogger drehen ihre Story- Sequenzen vor und leiten diese an die BZgA weiter, erst nach Abnahme und ggf. Veränderungen darf die Story auf Social- Media- Plattformen hochgeladen werden. In den Storys nimmt die Mama-Bloggerin ihre Follower mit zur Impfung ihres Kindes, sie spricht detailliert über die bewusste Entscheidung zum Impfen und welche Vorteile eine Impfung hat. In einem Gespräch mit dem Arzt*innen werden auch Zahlen genannt, wie viele Todesfälle es vor und nach der Einführung von verschiedenen Impfungen gab.[20]

1.6 Interventionsimplementierung

In dieser Phase des Intervention Mapping ist sicherzustellen, dass das Aufklärungsprogramm im Social Media Bereich zum Thema Impfungen die intendierten Akteure erreicht. Hierfür ist ein Interventionsplan zu erstellen, der eine Verbreitung ermöglicht. Dafür müssen zunächst das Denken beziehungsweise das Verhalten gegenüber Impfungen analysiert und relevante Schlüsselakteure, hier die Mama- Blogger identifiziert werden. Die Mama- Blogger sollten einflussreiche Personen darstellen, die die Interessen der heutigen frischgebackenen Mütter vertreten und als Vorbild dienen, indem sie ihr Wissen und ihre Erfahrungen mit der Community teilen.[21] Eine

---

[19] *Vgl. https://www.richtigschwanger.de, Zugriff am 17.02.2020*

[20] *Vgl. https://blog.tagesanzeiger.ch/mamablog/index.php/82158/was-eltern-ueber-den-neuen-impfplan-wissen-sollten/, Zugriff am 17.02.2020*

[21] *Vgl. https://archiv.berliner-zeitung.de/politik/meinung/kolumnen/mom-influencerinnen-das-problem-der-perfekten-muetter-auf-instagram-33165338, Zugriff am 12.02.2020*

unabdingbare Voraussetzung ist, dass relevante Kompetenzbereiche, sowie Entscheidungskompetenz abgedeckt werden. Ziel ist die Entwicklung und Durchführung einer Entscheidung zum Impfen transparent darzustellen.

Neben dem Symposium zum Thema Impfaufklärung durch Socia- Media an der Bundeszentrale für gesundheitliche Aufklärung, welches im Kern über die Notwendigkeit eines derartigen Aufklärungsprogramms hinsichtlich Impfungen informieren soll, ist der Abschlussbericht für die Institutionalisierungsphase von herausragender Bedeutung. Abschließende muss der Zeitrahmen für den Implementationsplan festgelegt werden. Der Zeitrahmen wurde durch die Planungsgruppe auf sechs Monate abgestimmt, da davon auszugehen ist, dass der Konsens zur Bewilligung des Interventionsprojektes zeitintensive Gespräche zwischen den Schlüsselakteuren und der Planungsgruppe einfordern wird. Zur Implementierung sind zwölf Monate angesetzt. An dieser Stelle kann keine endgültige Konsolidation der Institutionalisierung abgeschätzt werden.

Ein unerlässlicher Bestandteil des Intervention Mapping, ist die Evaluation. Das nächste Kapitel widmet sich diesem Themenbereich.

1.7 Evaluation

Auf der Ergebnisebene ergeben sich folgende ausgewählte Evaluationsfragen: Konnte das Wissen zu den Impfungen respektive verbessert werden? Hat sich das Impfverhalten der Follower verändert? Ist die Prokrastination rückläufig? Konnten Situationen der Aufklärung über Impfungen geschaffen werden? Konnten Situationen der Aufklärung über Erkrankungen geschaffen werden?

Indes auf der Prozessebene lassen sich folgende Fragen formulieren: Konnte die Implementation planmäßig realisiert werden? Welche Probleme traten bei den Methoden und Anwendungen auf? Wie viele Mütter wurden durch das Impfaufklärungsprogramm erreicht? Sind die personellen und finanziellen Ressourcen ausreichend?

Abschließend lässt sich sagen, dass Steigerung der Impfakzeptanz durch Social- Media mit all seinen Facetten, nicht die alleinige Lösung der niedrigen Impfquote ist. Verzichten lässt sich auf diesen Lösungsansatz jedoch nicht. Oft begleitet der Kinderärzt*in eine ganze Familie über Generationen hinweg. Doch das Vertrauensverhältnis kann ohne gezielte Aufklärung und Betreuung ihrerseits nicht aufrechterhalten werden. Für viele junge Mütter stellt die Mama-Bloggerin eine Vertrauensperson dar, eine Freundin, an die sie sich bei Unsicherheit wenden können, Kontakt aufnehmen und Fragen klären können. Doch eine Mama-Bloggerin kann nicht das Fachwissen wie ein medizinischer Experte entgegenbringen, aber sie kann auf einer anderen Ebene der unsicheren Mutter begegnen und durch ihre Erfahrung Mut machen.

Literaturverzeichnis:

Bundeszentrale für gesundheitliche Aufklärung: Band 48 Social Media in der gesundheitlichen Aufklärung, S.127

Internetverzeichnis:

Aertzeblatt (2019): Masernerkrankungen haben sich 2018 in Europa verdreifacht, <https://www.aerzteblatt.de/nachrichten/100991/Masernerkrankungen-haben sich- 2018-in-Europa-verdreifacht> [Zugriff 2019-10-09]

Coen, Amrai und Meier, Nicola (2019): Impfungen- Ein tödliches Versäumnis, <https://www.zeit.de/2019/18/impfungen-masern-ansteckende-krankheiten-lebensgefahr-impfpflicht> [Zugriff 2019-10-09]

Deutsche Apotheker Zeitung (2019): Masern- die Impflicht kommt aber kein Einzelimpfstoff in Sicht, <https://t1p.de/0g6m> [Zugriff 2019-10-09]

Frei, Martina (2019): Was Eltern über den neuen Impfplan wissen sollten, <https://blog.tagesanzeiger.ch/mamablog/index.php/82158/was-eltern-ueber-den-neuen-impfplan-wissen-sollten/> [Zugriff 2020-02-17]

Firsching, Jan (2019): Instagram Statistiken für 2019: Nutzerzahlen, Instagram Stories, Instagram Videos & tägliche Verweildauer, <https://t1p.de/8wtp> [Zugriff 2019-10-10]

Haug, Kristin (2017): Business in der Baby-Nische, <https://www.spiegel.de/karriere/wie-eltern-sich-mit-instagram-und-blogs-jobs-schaffen-a-1171666.html> [Zugriff 2019-10-10]

Heise, Gudrun (2019): So wichtig ist die zweite Masernimpfung, <https://www.dw.com/de/so-wichtig-ist-die-zweite-masernimpfung/a-48099615>[Zugriff 2020-01-15]

Oertel, Andreas (2018): 5 Tipps fürs Influencer- Marketing in Kliniken: Wenn Tradition auf Coolness trifft, <https://www.healthrelations.de/influencer-marketing-in-kliniken/> [Zugriff 2019-10-10]

Reisin, Andrej (2019): Braucht Deutschland eine Impfpflicht?, <https://www.tagesschau.de/faktenfinder/inland/impfgegner-103.html> [Zugriff 2019-10-09]

Rennefanz, Sabine (2019): Mom- Influencerinnen Das Problem der perfekten Mütter auf Instagram <https://archiv.berliner-zeitung.de/politik/meinung/kolumnen/mom-influencerinnen-das-problem-der-perfekten-muetter-auf-instagram-33165338> [Zugriff 2020-02-12]

Robert Koch Institut (2019): Schutzimpfungen gegen Masern: Häufig gestellte Fragen und Antworten,<https://www.rki.de/SharedDocs/FAQ/Impfen/MMR/FAQ-Liste_Masern_Impfen.html> [Zugriff 2019-10-09]

Dr. Starostzik, Christian (2017): Bessere Impfakzeptanz mit Social Media, <https://www.aerztezeitung.de/Medizin/Bessere-Impfakzeptanz-mit-Social-Media-311062.html> [Zugriff 2019-10-10]

Dr. Wagner, Konstantin (2018): Das bin ich, <https://www.richtigschwanger.de> [Zugriff 2020-02-17]

Weltgesundheitsorganisation (2012): Impfung auf die Bedürfnisse gefährdeter Gruppen ausrichten, <http://www.euro.who.int/de/health-topics/disease-prevention/vaccines-and-immunization/news/news/2012/06/tailoring-immunization-to-the-needs-of-susceptible-populations> [Zugriff 2020-02-14]

Weltgesundheitsorganisation (2018): Masern erreichen Höchststand in der Europäischen Region,<http://www.euro.who.int/de/media-centre/sections/press-releases/2018/measles-cases-hit-record-high-in-the-european-region> [Zugriff 2019-10-09]

Weltgesundheitsorganisation (2019): Masernfälle in Europa steigen deutlich, <https://www.zeit.de/wissen/gesundheit/2019-08/who-masern-faelle-europa-anstieg-impfpflicht> [Zugriff 2019-11-10]

Zinkant, Kathrin (2019): Die Impfpflicht bei Masern ist sinnvoll, <https://www.sueddeutsche.de/gesundheit/masern-impfpflicht-impfung-1.4382062> [Zugriff 2019-10-09]